SUR L'EXTRACTION

DU

PLACENTA.

CONSIDÉRATIONS

SUR UN NOUVEAU MOYEN

PROPOSÉ PAR LE DOCTEUR MOJON

POUR L'EXTRACTION

DU

PLACENTA,

PAR LE DOCTEUR PASCAL CALDERONI,

CHIRURGIEN DE LA MARINE ROYALE DE GÊNES.

Duo enim sunt scientia et opinio,
quorum altera quidem scire facit,
altera vero ignorare.

HIPPOCRATE.

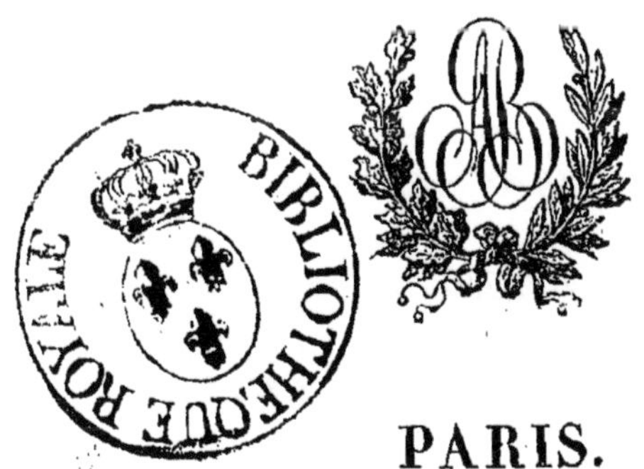

PARIS.

IMPRIMERIE D'AUGUSTE BARTHELEMY,

RUE DES GRANDS-AUGUSTINS, N° 10.

✳

1827.

A Son Excellence

Le Comte et Baron

André Des Geneys,

Général d'armée, Amiral-Commandant suprême de la Marine de S. M. le Roi de Sardaigne, Président en chef du Conseil d'Amirauté, Ministre d'Etat, Chevalier Grand' Croix de l'Ordre Militaire de Saint-Maurice et de Saint-Lazare, Commandeur de l'Ordre de Savoie, etc.; etc.

Excellence,

Je venais de terminer mes études en chirurgie à l'Université Royale de Gênes, lorsque, par votre puissante protection, je fus placé dans la marine de Sa Majesté, en vertu d'une ordonnance royale du 7 mai 1825. Cette première faveur n'est point la seule marque d'encouragement que j'aie reçue de vous : animé du désir d'imiter les hommes distingués, qui, par des voyages scientifiques, ont voulu compléter leur éducation médicale, et jaloux de rapporter dans mon pays les découvertes utiles de l'étranger, je vous suppliai de m'accorder les moyens d'accomplir ce projet, et vous me fûtes encore favorable dans cette circonstance décisive pour mon avenir.

C'est à Votre Excellence que je dois de pouvoir aujourd'hui profiter des leçons des Professeurs célèbres qui honorent la capitale de la France : heureux si mes compatriotes recueillent un jour quelque fruit de mes veilles et de mes sacrifices. Quoi qu'il en soit, rien ne peut désormais ajouter au vif sentiment de reconnaissance dont je suis pénétré, puisque vous avez daigné permettre que votre illustre nom ornât le frontispice de cet opuscule.

Afin de me rendre plus digne de cette haute faveur, j'ai cru devoir prendre, pour premier sujet de mes recherches, une découverte faite dans le pays qui a le bonheur de vous compter au nombre de ses puissans appuis.

J'ai l'honneur d'être, avec un profond respect et un dévouement absolu,

de Votre Excellence,

Le très-humble
et très-obéissant serviteur,

Calderoni.

AVANT-PROPOS.

Pour arriver à la vérité, et pour atteindre l'utile, il faut les poursuivre sur toutes les routes, et ne pas se tenir circonscrit dans l'enceinte d'une seule ville, ni même d'un seul royaume. Le nombre des hommes attachés à la recherche des découvertes est aujourd'hui si considérable, qu'il faut nécessairement se rapprocher d'eux pour retirer tout l'avantage possible de leurs travaux. La langue latine ayant cessé d'être le moyen de correspondance des savans de tous les pays, les voyages sont aujourd'hui encore plus nécessaires que jadis, pour quiconque désire connaître à fond l'état de l'art de guérir.

Inspiré par ces réflexions, et guidé par les conseils de mon père, j'ai quitté pour un temps mon pays, et je suis venu jusqu'à Paris, cette ville centrale où se réunissent et d'où se réfléchissent tous les rayons des sciences.

Depuis un an que j'habite cette capitale, je suis avec assiduité les praticiens célèbres, dans ces grands hôpitaux où les plus importantes opérations sont exécutées journellement, et je m'exerce sans cesse au manuel de toutes les opérations majeures, spécialement à celle de la cataracte.

Les différentes méthodes proposées pour l'extraction de la pierre ou pour suppléer à cette opération, ont dû fixer également mon attention, en raison de la gravité du mal et des travaux immenses qui ont été faits sur cette partie de l'art depuis les temps les plus reculés, et surtout à cause des découvertes dont elle a été tout récemment l'objet.

Rien ne m'a frappé autant que les instrumens si ingénieux à l'aide desquels le docteur Civiale pénètre, sans incision, sans blessure, par les voies mêmes de la nature, jusque dans la cavité de la vessie, et réduit en poussière ces concrétions auxquelles un si grand nombre de malades doivent la fin de leur existence, après des années de douleurs atroces.

La dextérité avec laquelle cet habile opérateur introduit le lithotriteur, saisit le calcul et le broie; la sagacité qu'il met à distinguer les cas où cette méthode d'opérer est applicable, sont au-dessus de tout éloge, et m'ont prouvé qu'il est le seul guide à suivre dans l'étude d'une opération si importante et si utile.

La lithotritie n'est pas sans souffrances pour le sujet; mais combien elles sont faibles auprès des angoisses mortelles qu'éprouve le malheureux patient, sous les efforts des mains ensanglantées qui le travaillent!...

Il est inutile de chercher à justifier la lithotritie des dangers qu'on lui reproche, car ils n'existent que dans l'imagination de ceux qui affectent de les redouter.

L'examen approfondi des instrumens, les différentes applications qui en ont été faites en ma présence, m'ont démontré qu'elle est exempte de tous les accidens qui surviennent trop souvent après la taille, lors même que celle-ci est exécutée par un chirurgien habile, expérimenté, et sur un sujet bien disposé. La lithotritie me paraît tellement supérieure à toutes les méthodes proposées pour l'élimination des calculs vésicaux, que j'ai résolu de me livrer, lors de mon retour dans mon pays, à la pratique de cette belle opération. J'y serai préparé par l'assiduité avec laquelle j'observe les travaux-pratiques du docteur Civiale, et par les entretiens dans lesquels il m'initie à toutes les particularités qui peuvent assurer le succès de son procédé.

Mon attention, fixée sur les travaux des Français, ne s'est point, malgré cela, détournée de mes compatriotes. Le bruit de la découverte du docteur Mojon est arrivé jusqu'à moi, et j'ai dû en faire également l'objet de mes méditations et de mes recherches : les fruits de la patrie absente pourraient-ils me plaire moins que ceux d'un sol étranger?

L'injection du Placenta, proposée par M. Mojon, est accueillie avec faveur dans diverses parties de l'Europe. Elle comptera incessamment un plus grand nombre de suffrages, tous en l'honneur de ce Professeur, non moins célèbre par ses savans écrits que par les brillantes leçons qu'il a faites, lorsqu'il occupait si dignement la chaire d'anatomie à l'Académie de Gênes.

En vain la routine, avec ses procédés vieillis, s'efforce de repousser toutes les innovations, sans même essayer de les juger après un examen approfondi, et sans les soumettre au creuset de l'expérience. Le procédé de M. Mojon triomphera des préventions qui s'opposent à ce qu'il soit enfin adopté par tous les praticiens qui le rejettent avec une grande légèreté. Un des caractères distinctifs de la vérité, est qu'elle finit par surmonter tous les obstacles qui s'opposent à sa propagation ; mais tandis que d'un côté les préjugés la repoussent, de l'autre, les plagiaires, toujours prompts à deviner son triomphe, cherchent par tous les moyens à s'approprier l'honneur de l'avoir trouvée, au lieu de lui rendre le tribut d'une légitime admiration, et de travailler à la répandre dans l'intérêt de la science et de l'humanité. C'est un hommage involontaire que l'envie et la nullité rendent au génie.

Lorsqu'une invention est publiée, il ne suffit pas, pour se l'approprier, de dire : *Je l'ai imaginée il y a plusieurs années;* toute prétention tombe devant cette réponse : S'il est vrai que vous en ayez eu l'idée, apparemment vous n'en aviez pas aperçu toute l'importance, puisque vous avez attendu qu'un autre en fît ressortir les avantages pour en parler vous-même. Lorsque le professeur Mojon conçut le projet d'injecter la veine ombilicale, et l'eut exécuté avec succès, il s'empressa d'en faire part à messieurs Scarpa, Berruti, Rossi, Billi, Pal-

loni, Brera, Medici, Strambio, Capel
lini, Broussonnet, Delaprade, Clark,
Holland, Sheil, etc. Tous ces praticiens
distingués reconnurent la nouveauté et
l'utilité de ce procédé. Qu'importe donc
qu'ensuite M. Asdrubali, sans nommer
M Mojon. l'annonce comme une découverte de sa façon faite en 1814, et consignée dans un ouvrage qui est encore
sous presse? D'où lui vient cet empres-
sement, après qu'il en a mis si peu à
publier une invention qu'il prétend avoir
faite il y a douze ans? Il est probable
que son ouvrage n'aurait jamais vu le
jour si le professeur de Gênes avait été
aussi silencieux que le professeur de
Rome.

CONSIDÉRATIONS

SUR UN NOUVEAU MOYEN

PROPOSÉ

POUR L'EXTRACTION

DU

PLACENTA.

———

Dans beaucoup de cas, la délivrance n'offre pas moins de difficultés que la sortie du fœtus, et souvent elle présente des dangers dont celle-ci est exempte ; tout ce qui s'y rapporte a donc des droits à l'attention des praticiens, principalement lorsqu'il s'agit d'une découverte destinée à la favoriser, et à prévenir les accidens qu'elle peut entraîner. Avant de mettre sous les yeux du lecteur les détails du procédé imaginé par M. le docteur Mojon, pour déterminer et accélérer l'expulsion de l'arrière-faix, qu'il nous soit permis de rappeler en peu de mots quelle est la structure du cordon ombilical et du placenta; quels sont les rapports de celui-ci avec la matrice, et les cas où la délivrance doit être provoquée et même accomplie par le chirurgien, ainsi que les moyens qui ont été proposés par divers auteurs et praticiens jusqu'à nos jours, pour favoriser la sortie du placenta; on en sentira mieux les avantages du nouveau procédé, et les inconvéniens de ceux qu'il est appelé à remplacer.

Le cordon ombilical, formé de la veine et des deux artères du même nom, du liquide appelé *gélatine de Warthon*, de l'ouraque et de la gaîne ombilicale, devient flexueux, ainsi que les vaisseaux, au-delà du second mois. Ses inflexions ont lieu pour l'ordinaire de gauche à droite. Malgré l'assertion de plusieurs anatomistes,

Meckel (1) et Lobstein (2) n'ont pu trouver des vaisseaux lymphatiques dans le cordon ; Chaussier et Ribes (3) disent avoir suivi des filets du nerf ganglionnaire le long de ses vaisseaux jusque dans le placenta.

Le placenta est un corps arrondi ou oblong, mou , mais résistant, surtout à sa circonférence où il est fort mince , tandis qu'il est épais à l'endroit d'où se détache le cordon. Il se compose de lobes de différentes grosseurs , arrondis et irréguliers, plus apparens à sa face utérine qui offre de nombreuses inégalités, qu'à sa face interne qui est lisse et formée par le chorion.

La portion fœtale du placenta se compose de ramifications des vaisseaux ombilicaux et du chorion ; la portion utérine est formée par des prolongemens des vaisseaux utérins, et par la membrane caduque ; plus le fœtus est près de sa naissance, plus ces deux portions du placenta adhèrent intimement l'une à l'autre , sans que pour cela leurs vaisseaux se confondent. Les artères de chaque portion communiquent avec ses veines, mais non avec les vaisseaux de l'autre portion. Aussi, les injections pratiquées dans les vaisseaux de la matrice, ne remplissent que ceux de la portion utérine du placenta ; et les injections faites dans les vaisseaux ombilicaux, ne remplissent que sa portion fœtale.

Il est utile d'insister sur les rapports du placenta avec l'utérus, qui ont été l'objet de tant de travaux pour Ruysch ( ), G. Hunter, Monro (5), Rœderer (6), Haller (7), Walther (8), Wrisberg, Reuss, Meckel, Schreger (9); il n'est pas inutile d'aller au-devant d'objections nullement fondées, mais toujours susceptibles de faire impression sur les personnes irréfléchies.

La portion utérine du placenta est revêtue d'un tissu tomenteux qui envoie des prolongemens irréguliers, innombrables, dans l'intérieur de cette portion ; ces prolongemens pénètrent entre les radicules des vaisseaux ombilicaux, et forment avec elles des élévations et des anfractuosités. Le placenta utérin lui-même est également un

produit de la matrice, et ses vaisseaux sont
la continuation de ceux de l'utérus. Ses artères sont flexueuses, les veines le sont
moins, mais elles sont plus amples. Le
passage des veines aux artères se fait, non
par des anastomoses, mais dans de gran-
des cellules que l'on remplit complètement
d'injection, soit par les troncs artériels,
soit par les troncs veineux. Meckel, qui a
décrit avec autant d'exactitude que de
brièveté les communications du placenta
avec l'utérus, compare très-ingénieuse-
ment le rapport du sang de la mère avec
le sang du fœtus, à celui qui a lieu entre
l'air et le sang dans le poumon (10).

Dans l'ordre de la nature, le placenta
se détache de l'utérus et est expulsé hors
de la cavité de ce viscère quelque temps
après la sortie du fœtus ; mais souvent il
conserve ses adhérences, la délivrance se
fait beaucoup attendre, et l'on doit, en pareil cas, redouter de graves accidens.

Toutes les fois que l'insertion du placenta n'offre rien d'insolite, et lorsqu'il ne

se présente aucun phénomène alarmant, il faut attendre que la matrice revienne sur elle-même et que le placenta se décolle entièrement ; il suffit alors de ne point lier le cordon pour favoriser la délivrance, de frictionner avec la main la région hypogastrique, et d'exercer avec méthode de légères tractions sur le cordon.

Lorsque malgré ces moyens, qui prudemment employés sont exempts de danger, on ne parvient point à extraire le placenta, on va saisir un de ses bords et on l'extrait (11) s'il a cessé d'être adhérent, ou bien dans le cas contraire, on attend qu'il soit décollé en entier pour en tenter de nouveau l'extraction.

Il ne faut jamais exciter les efforts respiratoires, conseillés mal à propos pour favoriser la sortie de ce corps.

Enfin, dans certains cas, il n'est plus permis de temporiser et de s'en rapporter aux seuls efforts de la nature. C'est lorsque l'utérus tombe dans un état d'inertie, lorsque le placenta a contracté des adhérences insolites avec la matrice , lorsqu'il se manifeste des convulsions, lorsqu'il survient une hémorragie utérine, et enfin lorsque l'épuisement paraît arrivé à un tel point que la vie soit menacée.

L'hémorragie utérine qui survient après la sortie du fœtus, quand le placenta est encore dans la matrice, quelle que soit la cause d'où elle dépende , ne s'annonce pas toujours par l'écoulement du sang par le vagin. Quand cet écoulement a lieu le diagnostic en est bien facile à saisir. Mais trop souvent le sang s'accumule dans la cavité de l'utérus , soit que le col se resserre, soit que l'orifice de la matrice soit obstrué par des caillots ou par le placenta lui-même. C'est là ce qu'on appelle *hémorragie interne*. On la reconnaît aux signes suivans : si on palpe avec la main la région hypogastrique, au lieu de la dureté que présente le globe utérin quand la matrice est revenue sur elle-même, on découvre qu'il est mou et distendu; il augmente rapidement de volume ; le visage pâlit, le pouls s'affaiblit, les yeux se ternissent, le sujet éprouve des tintemens d'oreilles, des éblouissemens, une faiblesse extrême, et finit par tomber en syncope (12).

Il ne faut pas prendre pour une hémorragie l'écoulement de sang qui a lieu dans la plupart des accouchemens, et qui est quelquefois assez abondant chez les femmes pléthoriques. On peut dire que la règle à cet égard est de considérer comme évacuation nécessaire tout écoulement sanguin qui ne va point jusqu'à déterminer l'altération des traits, la faiblesse marquée et surtout les phénomènes de syncope. Celle-ci peut même ne pas provenir de ce que l'évacuation sanguine a été trop abondante, mais seulement de ce que l'afflux du sang s'étant opéré rapidement et avec abondance vers l'utérus, les parties supérieures, et notamment l'encéphale, n'ont plus reçu une quantité suffisante du liquide stimulateur de l'action organique (13).

L'hémorragie utérine a lieu après la sortie du fœtus par la séparation partielle ou totale du placenta , ou par son insertion sur le col , ou enfin par suite de l'inertie de la matrice. Nous passons sous silence les causes étrangères à notre sujet.

Les causes qui peuvent occasioner l'i-nertie de la matrice , à laquelle l'hémorragie utérine est due le plus souvent, sont en grand nombre. Elles ont toutes pour résultat d'affaiblir ou de suspendre l'élasticité et la contractilité de ce viscère. Les efforts inutiles que la femme a faits dans un accouchement peu douloureux, l'extraction trop rapide du tronc après le passage de la tête, l'abondance des eaux de l'amnios, et leur évacuation prématurée, la présence de gaz putrides dans l'utérus, la trop grande largeur du bassin , la facilité extrême avec laquelle accouchent certaines femmes , et notamment celles qui ont eu un grand nombre d'enfans , les manœuvres imprudentes faites dès le début du travail, l'état de faiblesse antérieure du sujet, telles sont, parmi ces causes, les plus fréquentes et les plus efficaces (14).

Toute perte utérine est redoutable et peut entraîner la mort du sujet ; dès qu'elle est constatée, qu'elle soit manifeste ou latente, il faut recourir de suite aux moyens qui peuvent la faire cesser. Ce sont d'abord la situation horizontale, l'élévation du bassin (15), la saignée, le calme de l'ame, le repos du corps, les boissons fraîches, froides, acidules, styptiques, quelquefois les anti-spasmodiques. Mais ces moyens demeureraient sans résultats si on n'achevait la délivrance par des moyens directs, dès que ceux-ci n'arrêtent point promptement l'hémorragie.

Quand une hémorragie utérine se manifeste après la sortie du fœtus, et lorsque les moyens généraux ne la font pas cesser assez promptement ; 1° si le placenta est décollé, il n'y a rien de mieux à faire que de l'extraire, soit en tirant sur le cordon avec précaution, soit en allant chercher le placenta dans la cavité de la matrice ; dans le premier cas on fait en même temps des frictions sur l'abdomen, et dans le se-

cond il faut appliquer la main sur l'hypogastre pour assujétir l'utérus. Une fois arrivée dans ce viscère, l'autre main achève
de décoller le placenta, s'il n'est point encore entièrement détaché;

2° Si le placenta n'est pas encore décollé,
tous les accoucheurs ont proposé jusqu'ici
de se borner à des frictions sur le bas-ventre ou d'irriter l'orifice utérin avec les
doigts (16), et si ces moyens demeurent
infructueux, d'en venir à l'extraction du
placenta, au moyen de la main, introduite,
s'il le faut, jusque dans la cavité de la matrice.

Cette extraction chirurgicale du placenta
est souvent suivie de la cessation de l'hémorragie; mais c'est une opération re-
doutée des femmes : elle n'est jamais sans
inconvéniens, très-fréquemment elle dis-
pose aux inflammations aiguës ou chroni-
ques de l'utérus. Peut-il en effet être indif-
férent de dilater, quelquefois de vive force,
l'orifice resserré d'un viscère de cette importance, d'introduire un corps étranger, tel

que la main, dans sa cavité, et de toucher une surface bornée jusque-là par la nature au contact d'une membrane molle et dila-tée par un liquide?

Après l'extraction du placenta, soit par des tractions, soit à l'aide de la main por-tée dans la matrice, si l'hémorragie ne s'arrête point, et si l'épuisement de la femme est considérable, il faut recourir aux bains froids, aux fomentations aqueuses, froides, glacées, ammoniacales (17) ou al-cooliques (18) sur l'hypogastre, aux injec-tions froides à la glace et acidulées dans la matrice ou le rectum, aux injections avec l'eau à la glace, l'oxycrat, le vinaigre (19), l'alcool, les acides nitrique ou sulfurique étendus(20)dans l'utérus; enfin à l'introduc-tion de la main (21), d'une éponge imbibée de vinaigre(22)ou d'un citron dépouillé de son enveloppe (23). En un mot, on a re-cours au froid et aux styptiques, et enfin au tampon (24), quand après l'extraction du placenta l'hémorragie continue, indépen-damment des moyens internes et de tous

ceux qui sont communs à toutes les hémor-
ragies.

Les styptiques simplement acidules et
l'eau très-froide sont seuls admissibles; tous
les autres peuvent substituer la métrite à
la métrorrhagie.

Le tampon ne doit être employé que
comme dernière ressource pour prolonger
la vie (25).

Les injections de toute espèce pratiquées
dans l'intérieur de la matrice, ont l'inconvénient de s'appliquer à nu sur un tissu
inaccoutumé à un pareil contact, et qui
s'en trouve trop souvent lésé pour toujours (26).

Les injections dans le rectum sont souvent infructueuses, parce que l'impression
réfrigérante ou styptique s'exerce trop loin
du tissu à la surface duquel le sang ruisselle.

Il fallait donc trouver un moyen exempt
des inconvéniens particuliers aux tractions,
qui peuvent déterminer le renversement
de la matrice, le décollement trop brusque
du placenta ou la rupture du cordon, et

3

surtout à l'introduction de la main dans la cavité utérine ; un moyen qui , en même temps qu'il déterminerait l'isolement du placenta, pût favoriser les contractions utérines et arrêter l'hémorragie de la matrice. On verra que M. le docteur Mojon a su atteindre ce double but.

On conçoit que le moyen, quel qu'il soit, dont nous allons parler, ne doit point exclure l'emploi de ceux à l'aide desquels on combat méthodiquement le resserrement spasmodique du col quand il a lieu.

Ce moyen , pour être appliqué avec succès aux cas où le placenta adhère avec beaucoup de force, par quelqu'un des points de son étendue , à la surface interne de l'utérus , doit aussi être de telle nature que toute adhérence de ce genre cède à son action, au moins dans le plus grand nombre des cas, afin de mettre à l'abri des déchiremens que le placenta subit souvent lorsqu'on exerce des tractions sur le cordon , afin surtout d'éviter , aussi souvent que possible , de renoncer à extraire ce corps devenu étranger dès que le fœtus est expulsé. Ce moyen si désiré, et que l'on avait sans doute désespéré de trouver, a été découvert, et c'est de lui maintenant que nous allons entretenir le lecteur.

De tous ceux qu'on avait proposés pour obvier aux accidens d'une délivrance trop tardive, aucun n'était d'une application générale, promptement efficace et exempt de tout inconvénient. Celui de M. Mojon, dont l'anatomie démontre l'innocuité, explique le succès, et dont l'expérience prouve l'efficacité, les remplacera dans le plus grand nombre des cas.

Le procédé proposé par le docteur Mojon pour extraire le placenta dans le cas d'hémorragie utérine, après la sortie du fœtus, consiste à injecter avec une certaine force jusque dans le placenta, par la veine du cordon ombilical, de l'eau très-froide légèrement acidulée avec le vinaigre, après avoir eu la précaution de laisser d'abord dégorger cette veine et en avoir exprimé le sang autant que possible. L'impression

3.

subite et la distension que l'eau injectée produit dans le placenta ; le froid qui se propage instantanément au tomentum, au moyen duquel le placenta est uni à l'utérus, et excite les contractions de ce viscère ; le poids plus considérable que le délivre acquiert par la présence de cette eau, sont, dit M. Mojon, autant de causes qui contribuent à déterminer la séparation désirée. Lorsque la première injection ne suffit pas, on peut, après avoir laissé sortir le liquide déjà injecté, en faire une seconde et même une troisième.

La première mention écrite de cette découverte est consignée dans une note de ce professeur, publiée en 1826 (27).

L'injection dont il s'agit est d'autant plus aisée à pratiquer, que 1° la veine ombilicale n'a point de valvule ; 2° les nombreuses ramifications de cette veine constituent la majeure partie du placenta (28), et sont susceptibles d'une grande dilatation ; 3° le sang contenu dans cette veine est très-liquide (29), et par conséquent facile à expulser du cordon ombilical ; 4° toute espèce de seringue peut servir à cette opération ; 5° enfin toute personne, pour peu qu'elle sache distinguer la veine des artères ombilicales, est capable de la pratiquer.

La notice publiée par le docteur Mojon a été reproduite en totalité ou en substance par le *Repertorio di medicina et chirurgia di Torino* (30) ; dans les *Oposcoli della Società medico-chirurgica di Bologna* (31) ; le *Mercurio delle scienze medicale di Livorno* (32) ; le *Journal de Savoie* (33) ; ensuite dans le *Journal universel des Sciences médicales* (34), la *Bibliothèque médicale* (35) et la *Revue médicale* (36).

Il résulte de ces diverses publications que l'injection de la veine du cordon ombilical a été faite avec tout le succès désirable à Gênes, à Florence, à Turin, à Milan, en Allemagne, à Lyon, à Genève et en Angleterre, selon le docteur Sheil.

Le docteur Paulini, de Perugia, a eu recours à ce moyen avec le plus grand avantage pour une femme âgée de vingt-et-un ans,

chez laquelle l'adhérence du placenta à l'u-
térus était très-forte, et accompagnée d'une
hémorragie qui mettait les jours de cette
femme en péril. M. le professeur Palloni
affirme que le docteur Lansi, chirurgien à
Livourne, a mis en usage l'injection du
placenta dans un cas très-alarmant, et qu'il
a eu complètement à s'en louer.

Nous consignons ici deux faits décisifs
en faveur du procédé de M. Mojon, qui
nous ont été transmis par les auteurs eux-
mêmes, et qui contribueront à persuader
tous les lecteurs de bonne foi.

1re *Observation.* M. François Pescia, chi-
rurgien-major du comité de santé et des
lazarets, fut appelé, le 20 décembre dernier, pour voir une femme nommée *Ma-
rie Grassa,* rue de la Paix, à Gênes, qui
venait d'accoucher sans beaucoup de diffi-
culté d'un enfant mâle à terme, avec le
secours d'une sage-femme. A son arrivée
M. Pescia trouva l'accouchée presque sans
connaissance, par suite d'une perte utérine
très-abondante. On avait déjà vainement

employé divers moyens pour l'arrêter. Le
premier soin de ce chirurgien fut de tenter d'extraire le placenta , mais il l'essaya
en vain. L'état de faiblesse extrême du sujet et la violence de l'hémorragie ne lui
permettant pas de recourir aux différens
moyens de délivrance recommandés jusqu'à présent par les auteurs ; pour exciter
la matrice à se débarrasser de l'arrière-faix,
M. Pescia se décida aussitôt à pratiquer
l'injection du placenta d'après le procédé
de M. Mojon. Il se servit pour cela d'une
seringue ordinaire. La première injection
d'eau froide, poussée avec une certaine
force , suffit pour provoquer le décollement du placenta, et pour arrêter l'hémorragie ; la matrice revint sur elle-même, et
la délivrance eut lieu. Le calme succéda
immédiatement à l'état le plus alarmant ;
une potion légèrement cordiale vint rani-
mer les forces de la malade, qui reçut les
soins appropriés aux cas d'accouchement
suivi de perte abondante ; son rétablisse-
ment a été complet.

2ᵉ *Observation.* M Charles Baldissone ,

docteur en médecine et en chirurgie à Gênes, rapporte qu'Angeline N....., âgée de 40 ans, mère de plusieurs enfans, se trouvant sur la fin du neuvième mois d'une grossesse qui n'avait jusqu'alors présenté aucun accident, fut surprise par les douleurs de l'accouchement à minuit, et accoucha heureusement après un travail très-régulier, sur les six heures du matin, le 4 mai 1827. On ne désirait plus que la sortie du placenta; quelques douleurs se firent sentir après l'accouchement, mais le placenta ne se dégagea point, et une hémorragie très-abondante survint. En vain la sage-femme chercha à provoquer les contractions de la matrice, en faisant des frictions avec la main sur l'hypogastre; en vain elle opéra des tractions méthodiques sur le cordon, le placenta ne sortit point. Huit heures après l'accouchement, M. Baldissone fut appelé près de cette femme, et se mit en devoir de la délivrer. Lorsqu'il tirait sur le cordon, celui-ci semblait céder et descendre; mais il remontait aussitôt qu'on cessait de tirer sur lui. Ces tractions faisaient éprouver à la malade une sensation douloureuse au côté droit du bas-ventre. Lorsqu'on introduisait la main dans le vagin, on sentait que l'orifice de la matrice était dilaté ; les bords, souples et minces, cédaient à l'index qui, bien que porté très-profondément, ne touchait point le placenta. M. Baldissone jugea en conséquence qu'il existait une adhérence très-intime entre l'arrière-faix et l'utérus. L'hémorragie continuant avec abondance, la femme tomba dans un état déplorable de faiblesse, et ce praticien crut devoir sans plus tarder recourir à un moyen décisif pour déterminer la sortie du placenta et le retour de la matrice sur elle-même. Il prit le parti d'injecter de l'eau à la glace, acidulée, par la veine ombilicale, au moyen d'une seringue commune. Pendant le temps que dura cette injection, des frictions furent faites sur la région hypogastrique. Le liquide fut maintenu dans les parties injectées pendant quatre minutes. La femme commençant à se plaindre de quelques douleurs, et l'utérus à se dessiner sous la forme de globe, annonçant ainsi qu'il se contractait déjà plus qu'il ne l'avait fait jusqu'alors, M. Baldissone pratiqua une seconde injection ; les douleurs se firent sentir avec plus de force, et après que le liquide injecté eut séjourné environ trente secondes, le placenta vint se présenter au col de la matrice, s'y engagea, et sortit peu d'instans après.

M. Baldissone s'est fait un devoir de publier ce cas parmi tous ceux qui peuvent confirmer les avantages de l'injection de l'eau froide par la veine ombilicale, moyen qui lui paraît, et qui, suivant lui, doit paraître à toutes les personnes qui exercent l'art de guérir, éminemment propre à déterminer l'expulsion du placenta, dans les cas où il est nécessaire de la provoquer, la nature ne se suffisant pas à elle-même.

A mesure que les praticiens mettront en usage le procédé de M. Mojon, les faits de ce genre se multiplieront ; des procédés parfois dangereux cesseront d'être employés : c'est dans cette intention que je me suis décidé à publier ce mémoire , jaloux de contribuer à répandre un nouveau moyen de succès dans la pratique chirurgicale.

Quel que soit le danger que court la malade, l'homme de l'art doit la rassurer par son calme et ses paroles , et éviter tout ce qui peut exciter la crainte chez un être si impressionable, et déjà si vivement affecté. La sensibilité, dit M. le professeur Dupuytren dans une de ses leçons cliniques à laquelle je viens d'assister, la sensibilité a des ressources qui ne sont point inépuisables, et que le chirurgien doit scrupuleusement ménager. Or, quelle ne doit pas être l'appréhension d'une femme qui se sent introduire la main jusque dans la cavité du plus sensible de ses viscères? Quel avantage n'y a-t-il pas à pouvoir agir uniquement sur le cordon , appendice qu'aucun nerf ne paraît unir à l'utérus? Et quelle immense supériorité présente un moyen qui, non-seulement enlève la cause de l'hé-

morragie dans le cas où elle provient de
la présence du placenta, mais encore remé-
die aux effets souvent trop durables de
cette cause!

Le procédé du docteur Mojon n'est pas
seulement applicable au cas où la délivrance
n'ayant pas lieu, il y a hémorragie, soit
par inertie de la matrice, soit par l'implan-
tation vicieuse du placenta ; il convient
également dans ceux où, sans qu'il y ait
hémorragie, il survient des convulsions,
ou tout autre accident qui oblige à provoquer la délivrance.

L'inertie de la matrice est très-efficace-
ment combattue par la température du liquide injecté, en même temps que le froid
de ce liquide achève de rompre les liens
qui unissaient le placenta à l'utérus.

La découverte du professeur Mojon fi-
nira par être universellement adoptée et
mise en usage ; les efforts des plagiaires,
pour lui ravir le mérite de sa découverte,
ne seront point couronnés de succès : tous
les praticiens se convaincront de l'utilité

d'un moyen si efficace et si dépourvu d'inconvéniens. Quand l'expérience unit son
suffrage à celui de la théorie, le triomphe de la vérité est assuré. Or, déjà les
faits parlent en faveur d'une méthode qui
est un bienfait pour l'humanité, et ils ne
tarderont pas à se multiplier de manière à
persuader les esprits les plus prévenus.
Puissé-je avoir contribué à la propagation
de cette précieuse découverte!

FIN.

NOTES.

(1) *Manuel d'Anatomie*, traduction française, t. III, p. 761.

(2) *Essai sur la nutrition du fœtus.* Strasbourg, 1822, p. 84.

(3) *Expériences nouvelles sur la digestion, et remarques à ce sujet* dans *le Journal universel des sciences médicales*, t. 1, p. 233.

(4) *Thes.* V, n° 57, not. 2.

(5) *Med. essay of a soc. of phys. at Edimb.*, t. II, art. 13, § 16.

(6) *Tab. de uter grav.*, p. 25, 27 et seq.

(7) *Progr. de membr. fœt. med.*, p. 11. *Op. minora*, t. II, p. 52.

(8) *Geschichte einer frau, die in ihrem unterleib, ein verhœrtetes kind zwey und zwanzig jahre getragen hat.* Berlin, 1778, p. 24.

(9) *De funct. placent. uter.* Epist. 33-35.

(10) *Op. cit.*, p. 764.

(11) Aussitôt après la sortie du fœtus, les anciens tiraient avec violence sur le cordon, pour extraire de suite l'arrière-faix ; Hippocrate faisait placer la mère sur un siége élevé, et l'enfant sur de la laine nouvellement cardée, ou sur des outres pleines d'eau que l'on perçait, de telle sorte que l'enfant descendait lentement, et opérait par là une traction graduée sur le cordon. Le père de la médecine avait

donc reconnu les inconvéniens de l'extraction for-
cée du placenta.

(12) Gardien, *Traité d'accouchement*, t. III, p. 199.

(13) Delamotte et Smellie.

(14) Deventer.—Lorsque dans un accouchement
précédent l'hémorragie utérine a eu lieu par suite
d'inertie de la matrice, il convient pour éviter un
semblable accident, dès le début du nouveau travail,
d'appliquer un large bandage autour de l'abdomen,
de manière à resserrer celui-ci à mesure que le travail
avance, afin de soutenir l'utérus, d'aider à ses contractions et de prévenir la syncope. Ce moyen a été
conseillé contre l'hémorragie utérine par Gilles de
la Tourette, Hamilton, Burton, Jacobs, Millot,
Merriman.

(15) Piorry.

(16) Lamotte.

(17) Lapira.

(18) Alphonse Leroy.

(19) Saxtorph.

(20) Pasta.

(21) Lamotte.

(22) Bigeschi.

(23) Evrat.

(24) Leroux de Dijon.

(25) Rouget et Vernet ont proposé d'introduire
une vessie de cochon dans l'utérus et de la remplir

ensuite d'air ou d'un liquide froid ou styptique : ce dernier moyen, assez ingénieux, offre quelques avantages ; mais il ne faut pas compter beaucoup sur la compression, que d'ailleurs il n'opère qu'en tendant à dilater la matrice, ce qu'on doit surtout éviter en pareil cas.

(26) La leucorrhée serait moins commune si la matrice était plus ménagée dans les accouchemens ; elle est dans le plus grand nombre de cas le symptôme de la métrite chronique.

(27) Voyez le *Giornale critico di medicina analitica*. *Luglio*, 1826 ; *fascicolo* VII, p. 154.

(28) Hunter, *De utéro gravido*. Bichat. *Anatomie descriptive*, t. v.

(29) Portal, *Anatomie médicale*. Boyer, *Anatomie*.

(30) *Serie* 2ª, n° 5. *Maggio*, 1826.

(31) *Vol*. III, *fas*. 6.

(32) *N*° 26, *t.* v, *fas.* 4, *aprile*.

(33) N° 19, 12 mai, 9° année.

(34) T. XLII, p. 352.

(35) Juin 1826.

(36) Juin 1825, p. 501.